BEI GRIN MACHT SICH IHR WISSEN BEZAHLT

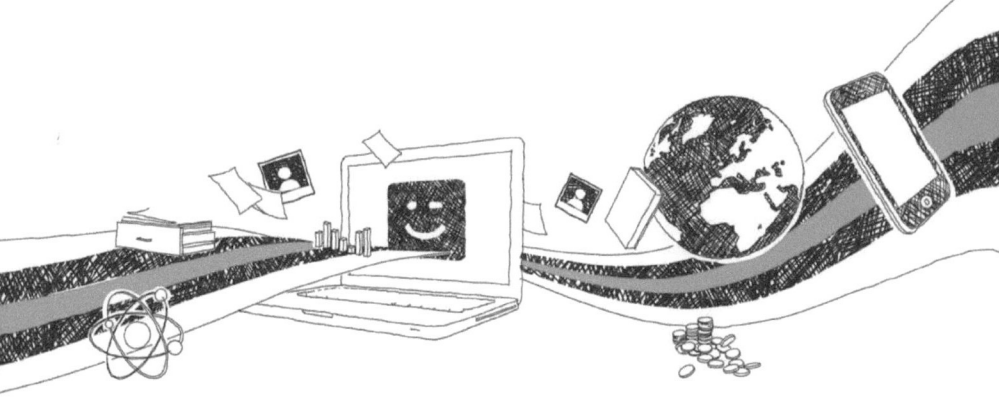

- Wir veröffentlichen Ihre Hausarbeit,
  Bachelor- und Masterarbeit

- Ihr eigenes eBook und Buch -
  weltweit in allen wichtigen Shops

- Verdienen Sie an jedem Verkauf

Jetzt bei www.GRIN.com hochladen und kostenlos publizieren

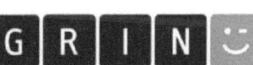

Sebastian Sauer

Gesundheitspolitik in Deutschland - Korporatismus versus Wettbewerb

GRIN Verlag

Bibliografische Information der Deutschen Nationalbibliothek:

Die Deutsche Bibliothek verzeichnet diese Publikation in der Deutschen National-
bibliografie; detaillierte bibliografische Daten sind im Internet über http://dnb.d-
nb.de/ abrufbar.

Impressum:

Copyright © 2007 GRIN Verlag GmbH
Druck und Bindung: Books on Demand GmbH, Norderstedt Germany
ISBN: 978-3-640-75910-1

Dieses Buch bei GRIN:

http://www.grin.com/de/e-book/162284/gesundheitspolitik-in-deutschland-korpo-
ratismus-versus-wettbewerb

GRIN - Your knowledge has value

Der GRIN Verlag publiziert seit 1998 wissenschaftliche Arbeiten von Studenten, Hochschullehrern und anderen Akademikern als eBook und gedrucktes Buch. Die Verlagswebsite www.grin.com ist die ideale Plattform zur Veröffentlichung von Hausarbeiten, Abschlussarbeiten, wissenschaftlichen Aufsätzen, Dissertationen und Fachbüchern.

Gesundheitspolitik in Deutschland –

Korporatismus versus Wettbewerb

Fachbereich 11: Human- und Gesundheitswissenschaften

Bachelor of Arts Public Health – WiSe 2006/2007

Universität Bremen

Modul 31 / Vorlesung: Grundlagen der Gesundheitsförderung und

Prävention

Vorgelegt von

Sebastian Sauer

1. Einleitung

Der Faktor Gesundheit hat in den vergangenen Jahren immer mehr an Bedeutung zugenommen und in Folge dessen auch das politische Interesse an einer gesünderen Bevölkerung. Mehr als elf Prozent aller Ausgaben des Bruttoinlandsprodukts in Deutschland werden für Gesundheit aufgewendet und davon belaufen sich alleine sechs Prozent auf die Leistungsausgaben der gesetzlichen Krankenversicherung (vgl. Rosenbrock & Gerlinger 2006). Aus Public-Health-Perspektive wird insofern deutlich wie signifikant Gesundheitspolitik in Deutschland in Bezug auf eine ganze Volkswirtschaft ist. Insbesondere das Zusammenwirken der einzelnen Akteure und die Steuerungsfähigkeiten des Staates im Gesundheitswesen stehen hierbei im politischen Kontext.

Mit der Arbeit *„Gesundheitspolitik in Deutschland – Korporatismus versus Wettbewerb"* soll evaluiert werden, ob deutsche Gesundheitspolitik in den Jahren von 1975 bis heute zu korporatistischen oder zu wettbewerbsorientierten Strukturformen innerhalb des Gesundheitssystems tendiert und was die Folgen für das medizinische Versorgungsniveau der jeweiligen politischen Ausrichtung sein könnten.

Im ersten Kapitel werden zunächst die verschiedenen Steuerungstypen sowie Ebenen der Gesundheitspolitik vorgestellt, um ein grundsätzliches Verständnis von den verschiedenen Akteuren und deren Zusammenwirken untereinander im Gesundheitswesen zu vermitteln. Die Periode der Kostendämpfungspolitik von 1975-1992 wird im zweiten Kapitel aufgezeigt bevor im dritten Kapitel die gesundheitspolitische Ausrichtung ab 1992 bis heute dargestellt wird. Die aktuellen Regulierungstrends in der Gesundheitspolitik werden im Anschluss erläutert sowie erklärt, warum europäischer Wettbewerb mit deutscher Gesundheitspolitik einhergeht. Abschließend wird aus Public-Health-Perspektive ein Fazit zu den gegenwärtigen Entwicklungsdynamiken in der deutschen Gesundheitspolitik abgegeben und mögliche Schwachpunkte aufgezeigt.

Aus Gründen der Übersichtlichkeit wird innerhalb der Arbeit ausschließlich die männliche Form verwendet.

2. Steuerungstypen in der Gesundheitspolitik

Gesundheitspolitik soll „(…) als die Gesamtheit der organisierten Anstrengungen, die auf die Gesundheit von Individuen oder sozialen Gruppen Einfluss nehmen – gleich ob sie die Gesundheit fördern, erhalten, (wieder-)herstellen oder auch nur die individuellen und sozialen Folgen von Krankheit lindern" (Rosenbrock & Gerlinger 2006, S. 12) gesehen werden. Hieran beteiligen sich verschiedene Akteure des Gesundheitssystems, die sich in zum einen in die Makro-, Meso- und in die Mikroebene einteilen lassen (vgl. Noweski 2004; Rosenbrock & Gerlinger 2006).

2.1. Makroebene

Die Makroebene „(…) bezeichnet die nationalstaatliche und supranationale Ebene der Gesundheitspolitik" (Rosenbrock & Gerlinger 2006, S. 13), in der die Regierung des jeweiligen Staates einen direkten Einfluss auf die Gesetzgebung in Bezug auf das Gesundheitssystems hat. Dabei tangieren die Regularien der nationalstaatlichen Ebenen insbesondere die „(…) institutionelle Struktur der gesundheitlichen Versorgung, die Finanzierung von Gesundheitsleistungen, ihre Qualität und den Zugang der Bürgerinnen und Bürger zu den Versorgungseinrichtungen" (Rosenbrock & Gerlinger 2006, S. 13). Die supranationale Ebene als Einflussfaktor auf die nationalstaatliche Ebene erlangt in Deutschland immer mehr an Bedeutung. Vor allem die Europäische Union (EU), die in einigen präventionspolitischen Bereichen wichtige Aufgaben übernommen hat, wie zum Beispiel in der Umweltpolitik oder dem Arbeitsschutz (vgl. Gerlinger 2000), versucht den nationalstaatlichen Mitgliedsstaaten die Souveränitätsrechte zu entziehen. Neben den supranationalen Organisationen sind die internationalen Organisationen wie die WHO[1], die ILO[2] oder die FAO[3] in der zwischenstaatlichen Ebene in ihren politischen Handlungsspielräumen begrenzt. Diese anerkannten Organisationen können lediglich auf Defizite hinweisen und versuchen auf sie aufmerksam zu machen (vgl. Rosenbrock & Gerlinger 2006).

---

[1]   World Health Organization (WHO).
[2]   International Labour Organization (ILO).
[3]   Food and Agriculture Organization (FAO).

2.2. Mesoebene

Die verbandliche Steuerung zwischen Staat und Leistungserbringern innerhalb der Gesundheitspolitik wird als Mesoebene deklariert (Noweski 2004; Rosenbrock & Gerlinger 2006). Leistungserbringer wie zum Beispiel die GKV[4] werden dazu ermächtigt, eigenständig festgelegte Rahmenbedingungen auszuführen und auch einzuhalten (Selbstverwaltung). Zudem können diese Leistungserbringer politische Innovationen innerhalb ihrer Zuständigkeit an die nationalstaatliche Ebene weiterleiten und so gesundheitspolitische Regularien beeinflussen. Insbesondere die Spitzenverbände der Leistungserberinger kooperieren sehr eng mit dem Staat, so dass eine ausgeprägte Steuerungsfunktion der Mesoebene entsteht (Korporatismus[5]) (vgl. Noweski 2004; Döhler & Manow 1997).

2.3. Mikroebene

Das direkte Handeln und Zusammenwirken der individuellen Akteure findet auf der Mikroebene statt. Hier werden „(…) Handlungsstrategien, mit denen sie den Problemen der Prävention und Versorgung zu begegnen beabsichtigen" (Rosenbrock & Gerlinger 2006, S. 14) entwickelt und Vorgehensmodelle und Verhaltensweisen auf Steuerungsversuche der oberen Instanzen konzipiert.

2.4. Top-down- oder Bottom-up-Prozess?

Die drei Ebenen sind horizontal stark differenziert und vertikal mehrfach miteinander verbunden, so dass in dem deutschen Gesundheitssystem grundsätzlich ein Top-down-Prozess[6], jedoch „(…) in vielen Fällen auch [ein] Bottom-up-Prozess[7]" (Rosenbrock & Gerlinger 2006, S. 15), festzustellen ist. Denn die GKVn (Mesoebene) versuchen die Interessen der Mitglieder (Mikroebene) zu vertreten und

---

[4] Gesetzliche Krankenversicherung (GKV).
[5] „Corporatism can be defined as a system of interest representation in which the constituent units are organized into a limited number of singular, compulsory, noncompetitive, hierarchically ordered and functionally differentiated categories, recognized or licensed (if not created) by the state granted a deliberate representational monopoly within their respective categories in exchange for observing certain controls on their selection of leaders and articulation of demands and supports" (Schmitter 1974).
[6] Ein Entscheidungsprozess der von oben nach unten verläuft.
[7] Ein Entscheidungsprozess der von unten nach oben verläuft.

damit Einfluss auf den Staat (Makroebene) zu nehmen.

Das Gesundheitswesen ist insgesamt durch seine mehrfache Mischung (staatlich, korporatistisch und marktlich) der Steuerungssysteme gekennzeichnet. In der Gesundheitspolitik in Deutschland zeigt sich eine deutlichen Fragmentierung der Mesoebene, so dass staatliche Interventionen innerhalb des politischen Regulierungssystems nur behäbig integriert werden können (vgl. Noweski 2004; Rosenbrock & Gerlinger 2006).

3. Kostendämpfungspolitik von 1975 bis 1992

Die gesundheitspolitische Zeit von 1975 bis 1992 kann als traditionelle Kostendämpfungspolitik bezeichnet werden (vgl. Gerlinger 2002a; Noweski 2004; Simon 2004; Bandelow 2005; Strodtholz 2005; Bandelow 2006; Rosenbrock & Gerlinger 2006; Böckmann 2007).

Der direkte Auslöser der Kostendämpfungspolitik „(…) war die erste Öl- und Wirtschaftskrise 1973/74, die zu einer Stärkung des Ziels der Finanzierbarkeit führte" (Bandelow 2006, S. 3). 1977 wurde daraufhin das KVKG[8] implementiert. Insgesamt wurde jedoch das Gesundheitssystem zu „(…) Lasten der Solidarität gestärkt, indem der Gesetzgeber das Instrument der Privatisierung von Gesundheitsausgaben nutzte" (Bandelow 2006, S. 4). Ab diesem Zeitpunkt stand nicht mehr das Versorgungssystem im Vordergrund, sondern das Finanzierungssystem des Gesundheitssektors (vgl. Strodtholz 2005). Die wesentlichen Elemente der Kostendämpfungspolitik waren die „(…) einnahmenorientierte Ausgabenpolitik, die Stärkung der Krankenkassen, die vorsichtige Korrektur von Fehlanreizen auf Seiten der Ärzte und der zunehmenden Privatisierung von Krankenbehandlungskosten" (Böckmann 2007, S. 7, zitiert nach Rosenbrock & Gerlinger 2006, S. 275f). Die Anreizstrukturen für die verschiedenen Leistungserbringer blieben jedoch auch nach Einführung der kassenärztlichen Gebührenordnung im ambulanten Bereich und der Integration der Ersatzkassen in

---

[8] Krankenversicherungs-Kostendämpfungsgesetz (KVKG) – Die Verhandlungsposition der Kassen wurde bei den Honorarverhandlungen mit den Ärzten verbessert und die Spitzenverbände der Kassen durften sich an der Wirtschaftlichkeitsprüfungen mitbeteiligen (vgl. Noweski 2004).

dem juristische Segment des BAK[9] erhalten (vgl. Gerlinger 2002a; Rosenbrock & Gerlinger 2006).

Insgesamt wurden die schon vorhandenen korporatistischen Institutionen durch das Konzept der Globalsteuerung[10] erweitert. Die Globalsteuerung sollte das Ziel verfolgen, die staatliche Selbstverwaltung im Gesundheitssystem weiter zu entlasten und die KBV[11] des Weiteren dazu verpflichten die gesundheitspolitischen Regularien der nationalstaatlichen Ebene zu verfolgen (vgl. Noweski 2004; Strodtholz 2005).

Der größte finanzielle Ausgabenblock, die stationäre Versorgung, wurde bislang aus der aktiven politischen Diskussion um die Kostenminimierung verdrängt. „Erst im Jahr 1981 bezog das Krankenhauskostendämpfungsgesetz (KHKG) (...) den stationären Sektor in die einnahmenorientierte Ausgabenpolitik mit ein" (Strodtholz 2005, S. 37). Wie schon im ambulanten Sektor wurden auch hier Vorgaben für die Gesamtausgabenhöhe festgelegt. Außerdem ist das Krankenhausneuordnungsgesetz (KHNG) 1984 eingeführt worden, um die institutionelle Globalsteuerung weiter zu fördern (vgl. Simon 2004; Strodtholz 2005).

1989 wurde das Gesundheitsreformgesetz (GRG) unter fundamentalen Strukturreformen des Arbeitsministers Norbert Blühm eingeführt, welches sich fast vollständig „(...) auf eine Fortsetzung der Privatisierung von Gesundheitsausgaben (...)" (Bandelow 2006, S. 4) konzentrierte. Das Resultat war eine Minimierung der Gesundheitsausgabenquote am Bruttoinlandsprodukt (BIP) und eine Maximierung der privaten Gesundheitsausgaben (siehe Abbildung 1). Weitere Strukturreformen blieben in den darauf folgenden Jahren bis in die erste Hälfte der 90er-Jahre aus. Innovationen und Konzepte waren zwar vorhanden (vgl. Enquête-Kommission 1990), sie wurden jedoch seitens der Ärzteschaft und aus den Reihen der FDP

---

[9] Bundesausschuss für Ärzte und Krankenkassen (BAK) – ist ein wichtiges Entscheidungsgremium in der Selbstverwaltung und ihm obliegen Richtlinienkompetenzen und das Recht Richtlinien zu erstellen gemäß §368p Abs.1 RVO, §368p Abs.4 RVO und §368p Abs.7, 8 RVO (vgl. Noweski 2004).

[10] „Grundlage der Globalsteuerung als Instrument keynesianischer Wirtschaftspolitik ist das Stabilitäts- und Wachstumsgesetz von 1967" (http://www.bpb.de/popup/popup_lemmata.html?guid=BJI5YQ 2007).

[11] Kassenärztliche Bundesvereinigung (KBV) – die „(...) unter Beachtung der bundesweiten Empfehlungen der [Konzertierten Aktion im Gesundheitswesen] (KAiG) (...)" (Strodtholz 2005, S. 37) handelt.

blockiert und unterlaufen (vgl. Rosenbrock & Gerlinger 2006).

Abbildung 1

Privater Anteil der Gesamtgesundheitsausgaben und Anteil der Gesamtgesundheitsausgaben am BIP (vgl. OECD[12] Health Data 2005).

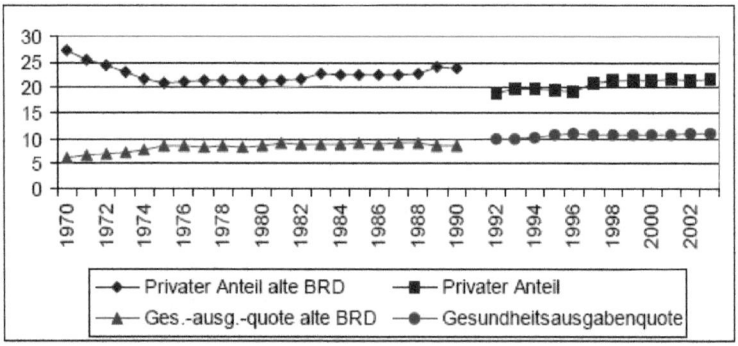

Quelle: Bandelow 2006, S. 3, Abbildung 1

Zusammenfassend ist festzuhalten, dass die Kostendämpfungspolitik in der Zeit von 1975 bis 1992 als eine mondiale Vergütungsempfehlung, eine Umstrukturierung der Gesundheitsausgaben auf den privaten Sektor und als eine Strategie der Korporatisierung zu verstehen ist (vgl. Bandelow 2005; Strodtholz 2005). Der Versuch die gegebenen Anreizstrukturen zu minimieren wurde nicht erreicht, sondern vielmehr ein nicht zu kontrollierendes Leistungsgeschehen geschaffen, welches zu Lasten der Solidarität umstrukturiert wurde (vgl. Strodtholz 2005).

4. Gesundheitspolitik seit 1992

Im Zuge der Begrenzung von Lohnnebenkosten, des hohen Anstiegs der Arbeitslosenzahlen durch die Wiedervereinigung und des fehlgeschlagenen GRG von 1989 wurden die Grenzen der „traditionellen Kostendämpfungspolitik" aufgezeigt und die zweite Stufe der Gesundheitsreform wurde 1992 mit dem Gesundheitsstrukturgesetz (GSG) eingeführt (vgl. Gerlinger 2002a; Gerlinger 2002b; Bandelow 2006; Gerlinger 2006; Rosenbrock & Gerlinger 2006). Mit dem GSG

---

[12] Organisation for Economic Co-Operation and Development (OECD).

6

wurde ein entscheidender Wandel in der Gesundheitspolitik eingeleitet, denn höhere Zuzahlungen wurden erhoben und innerhalb der Ausgabensteigerung in den Bereichen der ambulanten Versorgung, für Zahnbehandlungen, für Krankenhausausgaben und für Arzneimittelverschreibungen gab es Wachstumsbegrenzungen[13]. Des Weiteren gab es „(...) verschiedene Elemente, die auf mehr Effizienz und Wettbewerb im Gesundheitswesen zielten" (Bandelow 2006, S. 5). Hierunter fielen die freie Kassenwahl fast aller Versicherten, eine Veränderung der Selbstverwaltungsorganisation der GKV und ein kassenartenübergreifender Risikostrukturausgleich[14] (RSA) (vgl. Bandelow 2006; Böckmann 2007). Der neu implementierte Kontrahierungszwang und die Beitragssatzentwicklung der Kassen wurde zu einem bedeutenden „(...) Wettbewerbsparameter in der Konkurrenz um Mitglieder (...)" (Rosenbrock & Gerlinger 2006, S. 277).

Mit dem Beitragsentlastungsgesetz und den beiden GKV-Neuordnungsgesetzen (GKV-NOG) wurden 1997 weitere Regelungen zur Privatisierung von Gesundheitsausgaben[15] beschlossen und in Folge dessen die Solidargemeinschaft weiter belastet (vgl. Bandelow 2006). Darüber hinaus wurden die Kompetenzen der Bundesausschüsse weiter ausgebaut[16] (vgl. Bandelow 2005; Böckmann 2007).

Die Privatisierungspolitik einer konservativ-liberalen Regierungskoalition von CDU/CSU und SPD konnte 1999 durch das Solidaritätsstärkungsgesetz (GKV-SolG) der rot-grünen Bundesregierung entschärft werden, indem die Selbstbehalte der Versicherten gesenkt und eine Budgetierung der Ausgaben in allen Bereichen eingeführt worden ist (vgl. Gerlinger 2002a; Gerlinger 2002b; Bandelow 2006). Mit

---

[13] Hier bezogen auf eingeführte Pauschalen und Praxisbudgets im ambulanten Sektor und den Fallpauschalen im stationären Sektor, die unabhängig von der Verweildauer waren (vgl. Rosenbrock & Gerlinger 2006).

[14] „Unter Risikostrukturausgleich versteht man die Festlegung von Ausgabenstandards für die einzelnen Krankenkassen, die sich nach Alter, Geschlecht, Familien- und Einkommenssituation der Versicherten richten; wurde im Zuge des mit dem Gesundheitsstrukturgesetz eingeführten Kassenwahlrechts geschaffen, um zu verhindern, dass Krankenkassen mit einem überproportional hohen Anteil einkommensschwacher, älterer und kinderreicher Versicherten benachteiligt werden" (http://www.gbe-bund.de/glossar/Risikostrukturausgleich 2007).

[15] Die Gesundheitsausgaben beziehen sich hier auf die Privatisierung von Zuzahlungen, der Beitragsrückerstattung und der Einführung der Kostenerstattung (vgl. Rosenbrock & Gerlinger 2006).

[16] „Ziel war die [sic!] Ausschluss von Leistungen, was unter anderem durch das Bewertungskriterium der ‚Wirtschaftlichkeit' (neben medizinischem Nutzen und Notwendigkeit) verdeutlicht wurde" (Bandelow 2005, S. 5).

der eingeleiteten dritten Stufe der Gesundheitsreform ist dann 2000 die GKV-Gesundheitsreform verabschiedet worden. Die zentralen Ziele waren die „(…) Fehlsteuerungen zu beheben und Qualitätssicherungen einzuführen" (Bandelow 2006, S. 6) und darüber hinaus wurde das Ziel der Beitragssatzstabilität verbindlich in das SGB V[17] aufgenommen. Weiterhin wurden den Kassen weitere Rechte zur Erfüllung der „(…) staatlicherseits vorgegebenen Ausgabenbegrenzungsziele (…)" (Rosenbrock & Gerlinger 2006, S. 279) zugeteilt und die Primärprävention sowie die Gesundheitsförderung wurde erstmals zur Aufgabe[18] der GKV (vgl. Gerlinger 2002b).

Das GKV-Modernisierungsgesetz (GMG) trat im Januar 2004 mit dem Ziel in Kraft, dass weitere Gesundheitsleistungen privatisiert und Leistungen gekürzt werden. Erstmalig wurde auch das Prinzip der paritätischen Finanzierung aufgegeben, um die Lohnnebenkosten der Arbeitgeber zu minimieren. Auch die Zielvorstellung, dass die Qualität im Gesundheitswesen weiter gestärkt wird, wurde durch die Zusammenführung aller Bundesausschüsse zum Gemeinsamen Bundesausschuss[19] (G-BA) und aufgrund der Einrichtung des Instituts für Qualitätssicherung und Wirtschaftlichkeit (IQWiG[20]) erreicht (vgl. Schmacke 2004; Bandelow 2005; Bandelow 2006; Gerlinger 2006; Böckmann 2007). „Diese Entwicklung zum Gemeinsamen Bundesausschuss stellt den vorläufigen Höhepunkt der Korporatisierung und Zentralisierung der Interessenvermittlung im deutschen Gesundheitswesen dar" (Bandelow 2005, S. 5).

Der Staat hatte folglich die Kompetenzen weitgehend auf die Selbstverwaltung übertragen, jedoch wurde der Trend zur Entkorporatisierung bereits mit der Dezentralisierung der Vertragshoheit bei den KBVen eingeleitet. Krankenkassen hatten die Möglichkeit eigenständige Verträge mit Hausärzten und mit

---

[17] Sozialgesetzbuch V ist das Sozialgesetzbuch (SGB) zur Krankenversicherung (vgl. http://bundesrecht.juris.de/sgb_5/index.html 2007).

[18] Ziel ist es „(…) nicht nur den allgemeinen Gesundheitszustand zu verbessern, sondern insbesondere auch einen Beitrag zur Verminderung der sozial bedingten Ungleichheit von Gesundheitschancen zu leisten (…)" (Gerlinger 2002b, S. 13).

[19] „(…) [Der] Gemeinsamer Bundesausschuss (G-BA) unter Beteiligung von Krankenkassen, Leistungsanbietern und erstmals [mit] (nicht stimmberechtigt) Vertretern von Patientenverbänden" (Bandelow 2005, S. 5).

[20] Das IQWiG (1.Juni 2004) bewertet „(…) Qualität und Nutzen neuer medizinischer Methoden und Medikamente (…)" (Bandelow 2006, S. 7).

Leistungsanbietern der integrierten Versorgung[21] auszuhandeln (vgl. Bandelow 2005; Gerlinger 2006; Rosenbrock & Gerlinger 2006). Weiterhin wurde den Kassen eine verbesserte Satzungsfreiheit zugestanden, um Beitragsrückerstattungen, Selbstbehalte oder auch Bonusregelungen einzuführen. Insgesamt können die zuvor aufgezählten Reformergebnisse als einen „(...) dezentrale[n] Wettbewerbsprozess (...)" (Böckmann 2007, S. 11) bezeichnet werden. Auch das bevorstehende GKV-Wettbewerbsstärkungsgesetz (GKV-WSG), das stückweise am 01.04.07 eingeführt worden ist, „(...) enthält etliche Maßnahmen, die den Wettbewerb zwischen den Versicherern und den Leistungsanbietern stärken [sollen] (...)" (Boss 2006, S. 68).

Zusammenfassend ist festzuhalten, dass sich die korporatistischen Handlungsstrukturen im deutschen Gesundheitswesen im Wandel befinden. Aufgrund des GMG wird die Liberalisierung[22] der Vertragsfreiheit weiter gestärkt (vgl. Gerlinger 2006) und derzeit ist „(...) ein Nebeneinander von wettbewerblichen und korporativen Lenkungsformen" (Rosenbrock & Gerlinger 2006, S. 281) zu erkennen. Des Weiteren ist deutlich zu registrieren, dass die Marktbeherrschung der KBV abnimmt und die Individualakteure weiter mit Handlungsspielräumen gestärkt werden, so dass ein konkurrierendes Geflecht von Wirtschaftssubjekten entsteht, die insofern stärker dem Wettbewerb unterliegen (vgl. Rosenbrock & Gerlinger 2006). Jedoch ist nicht nur eine reine Marktsteuerung vorhanden, denn der G-BA hat die staatliche Aufgabe „(...) sämtliche Kassenleistungen (...) auf ein angemessenes Kosten-Nutzen-Verhältnis hin zu untersuchen (...)" (Rosenbrock & Gerlinger 2006, S. 283). Insgesamt ist dennoch eine Tendenz der Entstaatlichung zu sehen, die sich in einer stärkeren Autonomie der Verbände widerspiegelt (vgl. Bandelow 2005) und infolgedessen kann die Entwicklung des Gesundheitswesens nicht nur als reine „Korporatisierung" bezeichnet, sondern „(...) am ehesten mit dem Begriff des ‚regulierten Gesundheitsmarktes' beschrieben werden (...)" (Böckmann 2007, S. 14).

---

[21] Die integrierte Versorgung und die Hausarztverträge/-modelle sind Managed-Care-Elemente (vgl. Strodtholz 2005).
[22] Liberalisierung bezieht sich auf die Entstaatlichung vorgeschriebener Regularien (vgl. http://www.bpb.de/popup/popup_lemmata.html?guid=ZBYK3U 2007).

5. Gesundheitspolitische Regulierungstrends

Die gegenwärtigen Regulierungsstrukturen im deutschen Gesundheitssystem, die durch korporatistische und wettbewerbliche Steuerungsmechanismen geprägt sind, werden sich in Zukunft mehr auf wettbewerbliche Strukturen zwischen den Individualakteuren konzentrieren. Bislang werden wettbewerbliche Anreize jedoch lediglich für die Krankenkassen und nicht für das Leistungsrecht geschaffen. (vgl. Gerlinger 2002a; Rosenbrock & Gerlinger 2006; Böckmann 2007).

Insgesamt werden die kollektivvertraglichen Rahmen und das Vertragsmonopol der KVen[23] im ambulanten Sektor weiter aufgelockert, denn die Zielrichtung in den führenden Positionen der Politikberatung und bei den Krankenkassen ist auf Wettbewerb zwischen den einzelnen Individualakteuren eingestellt. Die bestehenden Handlungskonzepte des Wettbewerbs, der Flexibilität und der Eigenverantwortung sollen auf die Gesundheitspolitik übertragen werden, so dass ein deutlicher Handlungsdruck auf die staatlichen und korporatistischen Strukturen entsteht. Die wettbewerblichen und strukturellen Steuerungsversuche können jedoch nur erfolgreich implementiert werden, wenn den Akteuren die notwendigen Anreizsysteme und Handlungsspielräume zur Verfügung stehen (vgl. Glaeske et al. 2001; Rosenbrock & Gerlinger 2006).

Die bisher eingeführten Anreizsysteme zeigen hingegen auch auf, dass sich zum Beispiel das Vergütungssystem im ambulanten Sektor in Bezug auf das Vergütungssystem des stationären Sektors verändern muss, damit eine sektorenübergreifende Vergütung wettbewerbsorientierter funktionieren kann. Bisher steht der Fallpauschale DRG[24] im stationären Bereich das „(...) auf Einzelleistungsvergütung basierende Honorarsystem in der ambulanten Versorgung (...)" (Rosenbrock & Gerlinger 2006, S. 287) gegenüber. Weiterhin wollen die Krankenkassen ihre Vertragsfreiheit zu den Leistungsanbietern immer weiter ausbauen, damit individuelle Wettbewerbs- und Versorgungsstrategien besser verfolgt werden können und das es nicht an staatlichen-, korporatistischen- und KV-monopolistischen Kompetenzen scheitert. Hier ist ein Trend zu Einzelverträgen

---

[23] Kassenärztliche Vereinigung (KV) des jeweiligen Landes.
[24] DRG bedeutet: Diagnosis Related Groups (vgl. http://www.g-drg.de/dokumente/drg_glossar.php?m=15 2007).

zwischen den Kassen und den Anbietern, die über „(...) den Preis, die Qualität oder beides – Konkurrenzvorteile nachweisen können (...)" (Rosenbrock & Gerlinger 2006, S. 287) zu erkennen.

In der Gesamtheit ergibt sich ein Übergang zu Pauschalvergütungen bei den medizinischen Leistungen, der sich über den Preis reguliert und folglich einen „(...) Rückzug von Versorgungseinrichtungen aus der Fläche (...)" (Rosenbrock & Gerlinger 2006, S. 287) nach sich zieht. Darüber hinaus kann es aufgrund der freien Kassenwahl, bei Kassen mit einem hohen Markanteil, zu weiteren Versorgungsumstrukturierungen kommen, die sich auf spezielle Versichertenstruktur beziehen und somit ihren Marktanteil erhöhen wollen. Daraus resultierend könnte es für sozial Schwache, infolge von finanziellen Barrieren, zu gesundheitlichen Beeinträchtigungen kommen (vgl. Rosenbrock & Gerlinger 2006).

Tendenziell ist demnach ein wettbewerbsorientierter Regulierungstrend im Vertragrecht festzustellen, der aber nicht unter Auflösung des kollektivvertraglichen Rahmens, sondern vielmehr unter Einbezug korporatistischer Dynamiken zu verstehen ist. Gerade im politischen Bereich der Krankenhausplanung wird der Kontrahierungszwang der Kassen nicht greifen, da ein Kompetenzverlust der Länder mit Sicherheit nicht hingenommen und ergo eine Vertragsfreiheit lediglich im ambulanten Sektor wahrscheinlich sein wird. Des Weiteren existiert kein eingängiges Konzept, wie eine quantitativ und qualitativ hochwertige Versorgung, ausschließlich mit Wettbewerbsmechanismen von „gesundheitlichen Dienstleistungen" zu gewährleisten wäre, so dass eine bedarfsgerechte Versorgung vielleicht nicht von den Kassen erfüllt werden kann. Im Zuge der erhöhten Wettbewerbsfähigkeit um die Beitragssätze könnte das eigentliche Ziel der gesundheitlichen Sicherstellung gefährdet sein. Infolgedessen wird ein rein marktorientiertes Gesundheitssystem ohne ein beachtliches Maß an Regularien einer „(...) massiven Verwerfung[...] in der medizinischen Versorgung (...)" (Rosenbrock & Gerlinger 2006, S. 289) unterliegen. In den nächsten Jahren wird sich die politische Ausrichtung insofern auf einen vertretbaren „public and private-mix[25]" (siehe Abbildung 2) fokussieren (vgl. Strodtholz 2005; Rosenbrock & Gerlinger 2006).

---

[25] Steuerungsmix „(...) aus sozialstaatlichen und marktlichen Elementen („public/private-mix")" (Strodtholz 2005, S. 180).

Abbildung 2

Solidarsystem im Umbau – public and private-mix.

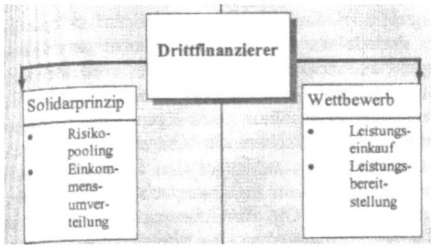

Quelle: Strodtholz 2005, S. 180, Abbildung 6

6. Europäischer Wettbewerb und deutsche Gesundheitspolitik

Aufgrund einer verstärkten Privatisierung und Individualisierung des Krankheitsrisikos werden private Dienstanbieter von Gesundheitsleistungen immer mehr in den Vordergrund gebracht und folglich auch der Wettbewerb um den bestmöglichen Preis und dem daraus resultierenden Marktanteil. Dieser fortschreitende Prozess, der sich gerade in den westeuropäischen Nationalstaaten aufzeigt, wird auch für die Europäische Union (EU) immer interessanter, weil sich hier die Möglichkeit bietet in den nationalstaatlich regulierten Gesundheitssektor einzudrängen und europäisches Binnenmarkt- und Wettbewerbsrecht[26] zu forcieren (vgl. Urban 2003; Schmucker 2004).

Mit dem EG-Vertrag (EG-V) hat die Europäische Gemeinschaft die Aufgabe „(…) einen Beitrag zur Erreichung eines hohen Gesundheitsschutzniveaus zu leisten[27]" (Schmucker 2004, S. 184), welches grundsätzlich die Direktive der einzelnen Mitgliedstaaten ist (vgl. Schmucker 2003). 1992 wurde mit dem Vertrag von Maastricht die erste vertragsrechtliche Basis für gesundheitspolitische Maßnahmen der EG beschlossen. Die EG hat die Aufgabe, die Mitgliedsstaaten bei ihren Gesundheitsprogrammen zu unterstützen, den Integrationsprozess der einzelnen

---

[26] Europäisches Binnenmarkt- und Wettbewerbsrecht werden durch den Europäischen Gerichtshof (EuGH) angewendet (vgl. Schmucker 2004).

[27] Der EG-Vertrag vom 20.03.1957, Artikel 3 Buchstabe p (vgl. http://www.sidiblume.de/inforom/europa/egv.htm 2007).

Mitgliedstaaten zu fördern und Prävention[28] bei prävalenten Risiken zu betreiben.

Die alleinige Zuständigkeit der nationalen Gesundheitspolitik wurde den Mitgliedsstaaten zugeschrieben und eine „(…) europaweite Harmonisierung der nationalen gesundheitspolitischen Regulierungen ausdrücklich ausgeschlossen (…)" (Schmucker 2004, S. 184).

In dem Vertrag von Amsterdam (1997) wurde die Erreichung eines hohen Gesundheitsschutzniveaus nochmals deutlich betont und eine Dilatation[29] der gesundheitspolitischen Kompetenzen innerhalb der Gemeinschaft unter Einhaltung des Harmonisierungsverbotes entschieden. Des Weiteren werden gesundheitspolitische Entscheidungen weiterhin auf nationalstaatlicher Ebene getroffen, die wiederum bei ihren Ausführungen das europäische Vertragsrecht beachten müssen (vgl. Schmucker 2003; Schmucker 2004; Rosenbrock & Gerlinger 2006).

Angesichts eines europäischen Binnenmarktes und dessen Regularien in Bezug auf die vier Freiheiten[30], kann bei dem deutschen Gesundheitssystemen von einem Verstoß gegen diese vier Freiheiten gesprochen werden, weil ein freies Vertragrecht nicht in allen Sektoren gegeben ist und korporatistische Systeme bestehen (vgl. Schmucker 2004; Rosenbrock & Gerlinger 2006). Dieser Verstoß im europäischen Wettbewerbsrecht wird von dem EuGH so lange geduldet, wie auch das Prinzip der Solidarität und der Umverteilung gewahrt wird und das Ziel des hohen Gesundheitsniveaus im Mittelpunkt staatlicher Aktivitäten steht. Werden die eben genannten Ziele nicht als primär von dem EuGH eingestuft, so ist das jeweilige Gesundheitssystem als ein wirtschaftliches Unternehmen einzustufen. Die Wirkungsbereiche des Binnenmarktes würden sich demzufolge nicht nur auf gesundheitspolitische Teilsegmente, sondern vielmehr auf alle „(…) zentralen Institutionen und Organisationsformen des Gesundheitswesens (…)" (Schmucker 2006, S. 18) expandieren (siehe Tabelle 1). Dabei wird deutlich, wie grundlegend die nationalstaatliche Gesundheitspolitik in Hinblick auf eine Ausweitung des Marktes und des europäischen Wettbewerbs im Gesundheitssektor seien kann (vgl.

---

[28] „Insbesondere der Gesundheitsschutz am Arbeitsplatz ist hier von Bedeutung" (Rosenbrock & Gerlinger 2006, S. 328).
[29] Die EG hat die volle Verantwortung für die Mitgliedsstaaten bei der Organisation und medizinischen Versorgung im Gesundheitswesen (vgl. Schmucker 2004).
[30] Die vier Freiheiten sind „(…) der freie Verkehr von Personen, Gütern, Dienstleistungen und [von] Kapital" (Schmucker 2003, S. 16).

Schmucker 2004).

Tabelle 1

Wirkungsbereiche des Binnenmarktes auf die europäischen Gesundheitssysteme nach Wismar (1998).

Freier Personenverkehr	*Freier Güterverkehr*	*Freier Dienstleistungsverkehr*	*Freier Kapitalverkehr*
Arbeitsmarkt: Ärzte und Zahnärzte	Pharma-Markt	Private Krankenversicherung	Krankenhausinvestitionen
Arbeitsmarkt: Pflege- und Gesundheitsberufe	Medizinprodukte-Markt	Gesetzliche Krankenversicherung	
Kurzzeitaufenthalt	Öffentliche Beschaffung Güter	Öffentliche Beschaffung Dienstleistungen	
Langzeitaufenthalt	Patientenwahl Güter	Patientenwahl Dienstleistungen	
Datenverkehr und Datenschutz			

Quelle: Schmucker 2003, S. 18, Tabelle 6

7. Fazit

Der gesundheitspolitische Zeitraum von 1975 bis 1992 ist als eine reine Periode der Kostendämpfungspolitik in Deutschland zu beschreiben, in der das Ziel die Finanzierbarkeit des Gesundheitssystems primär war und zu Lasten der Solidarität eine zunehmende Privatisierung von Gesundheitsleitungen eingeführt wurde. Weiterhin wurden verbandliche Steuerungstypen verstärkt implementiert, so dass unter vermehrten Reformversuchen bis zum GSG von 1992 eine starke „Korporatisierung" in den gesamten Handlungsstrukturen des Gesundheitswesens stattgefunden hat. Erstmalig wurden im GSG jedoch auch wettbewerbsorientierte Elemente wie das Kassenwahlrecht, eine Umgestaltung in der Selbstverwaltungsorganisation und ein kassenübergreifender Risikostrukturausgleich eingeführt, um den Wettbewerb unter den Kassen zu fördern. Infolgedessen stellte das GSG einen bedeutenden Wandel in der deutschen Gesundheitspolitik dar. Bis zum GMG (2004) wurden die korporatistischen Strukturen (Selbstverwaltung) im Gesundheitswesen weiter ausgebaut (siehe G-BA) und das gesundheitspolitische Ziel der Beitragssatzstabilität rückte in den Mittelpunkt der Reformvorhaben. Mit dem GMG wurde auch die erste Liberalisierung der Vertragsfreiheit der Kassen gestärkt, so dass ein gemindertes Abhängigkeitsverhältnis zu den KVen wuchs. Die hier eingeleitete Entkorporatisierung setzte sich auch noch in weiteren Punkten wie in der Vertragsfreiheit der Kassen mit den Akteuren des ambulanten Sektors fort. Insgesamt ist ein Trend zu wettbewerbsorientierten Elementen auch im GKV-WSG (2006) zu erkennen, so dass in den nächsten Jahren vermehrt eine marktorientierte Gesundheitspolitik zu erwarten ist.

Insgesamt lässt sich eine Verschiebung des sozialpolitischen Modells in der Gesundheitspolitik in Deutschland erkennen. Das bisherige konservative Modell könnte infolge einer zunehmenden Wettbewerbsorientierung in das wirtschaftsliberale Modell, welches auch in den USA und in Australien Anwendung findet, umstrukturiert werden und Gesundheitspolitik würde sich weitgehend der „(…) Logik der Marktwirtschaft (…)" (Rosenbrock 2006, S. 1084) unterwerfen.

Dieser „regulierte Gesundheitsmarkt", der auch verstärkt durch das europäische Binnenmarktrecht gefördert wird, kann, wenn sich die Individualakteure mit Ihren Handlungsspielräumen zu sehr auf einen Wettbewerb um den niedrigsten Preis konzentrieren, aus Public-Health-Perspektive zu negativen Auswirkungen in der Bevölkerung führen. Aufgrund von intensiven privatwirtschaftlichen Leistungserstellungen könnten unmittelbar sozial Schwache, ganz oder teilweise von medizinischen Leistungen ausgeschlossen werden, so dass es zu einer Unterversorgung kommen und soziale Ungleichheit gefördert würde (vgl. auch Gerlinger 2006; Rosenbrock 2006). Dieser kontraproduktive Entwicklungsprozess kann nur durch fundamentale staatliche Regularien vermieden werden. Insofern ist eine völlige Aufgabe staatlicher Interventionen ohne einen gleichzeitigen Verlust eines quantitativ und qualitativ hochwertigen Versorgungssystems nicht realisierbar (vgl. auch Schmucker 2004; Rosenbrock & Gerlinger 2006).

Sollte sich der Trend zu wettbewerbsorientierten Strukturen innerhalb des Gesundheitssystems auch im stationären Bereich fortsetzen und die Liberalisierung der Vertragsfreiheiten weiter maximiert werden, so könnte das deutsche Gesundheitssystem gemäß den Kriterien des EuGH in ein Wirtschaftsunternehmen umgewandelt und staatliche Interventionen minimiert werden. Die Folgen wären eine deutliche Umstrukturierung oder sogar Aufgabe der korporatistischen Handlungsstrukturen, so dass ausschließlich Preisregulierungen das Gesundheitssystem kontrollieren würden (vgl. auch Böckmann 2007). Es bleibt jedoch fragwürdig, inwieweit ein „hohes Niveau des Gesundheitsschutzes", allein durch das EU-Wettbewerbsrecht, sichergestellt werden kann. Folglich sollte sich die gesundheitspolitische Ausrichtung auf einen Mix aus korporatistischen- und wettbewerbsorientierten Strukturen konzentrieren, so dass die medizinische Versorgung bedarfsgerecht in der Bevölkerung gewährleistet werden kann.

8. Literaturverzeichnis

Bandelow, N.C. (2005). Divergente Staatlichung in der Gesundheitspolitik ehemals konservativer Wohlfahrtsstaaten : Deutschland und Frankreich im Vergleich. Vorläufige Fassung. Verfügbar unter: http://www.nilsbandelow.de/koeln.pdf [05.03.07].

Bandelow, N.C. (2006). Gesundheitspolitik: Zielkonflikte und Politikwechsel trotz Blockaden. In M.G. Schmidt / R. Zohlnhöfer (Hrsg.). Politik in der Bundesrepublik Deutschland (S. 1-20). Wiesbaden: Westdeutscher Verlag. Verfügbar unter: http://www.nilsbandelow.de/bilanz.pdf [29.03.07].

Böckmann, R. (2007). Von der Selbstverwaltung zum regulierten Gesundheitsmarkt. Der gesundheitspolitische Wandel im ambulanten Sektor (Diskussionspapiere des Instituts für Politikwissenschaft und er Graduierten School of Politics (GraSP) Münster 01/01/07) Münster: GraSP. Verfügbar unter: http://www.uni muenster.de/imperia/md/content/graduate_school_of_politics/vonderselbstv wltungzumreguliertengesundheitsmarkt.pdf [14.03.07].

Boss, A. (2006). Zur geplanten Reform des Gesundheitswesens. In Institut für Weltwirtschaft in Kiel (Hrsg.). Weltkonjunktur und deutsche Konjunktur im Herbst 2006, Diskussionsbeiträge 430/431 (S. 63-69). Kiel: Institut für Weltwirtschaft der Universität in Kiel. Verfügbar unter: http://www.uni kiel.de/ifw/forschung/prognose/2006/3_06_ges.pdf [03.04.07].

Döhler, M. / Manow, P. (1997). Strukturbildung von Politikfeldern. Das Beispiel bundesdeutscher Gesundheitspolitik seit den fünfziger Jahren. Opladen: Leske und Budrich.

Enquête-Kommission des 11. Deutschen Bundestages (1990). Strukturreform der gesetzlichen Krankenversicherung, 2 Bde.. Bonn: Deutscher Bundestag.

Gerlinger, T. (2000). Arbeitsschutz und europäische Integration. Europäische Arbeitsschutzrichtlinien und nationalstaatliche Arbeitsschutzpolitik in Großbritannien und Deutschland. Opladen: Leske und Budrich.

Gerlinger, T. (2002a). Zwischen Korporatismus und Wettbewerb: GesundheitspolitischeSteuerung im Wandel (Wissenschaftszentrum Berlin für Sozialforschung, Arbeitsgruppe Public Health, Discussion Paper P02 204) Berlin: WZB.

Gerlinger, T. (2002b). Rot-grüne Gesundheitspolitik – eine Zwischenbilanz (Wissenschaftszentrum Berlin für Sozialforschung, Arbeitsgruppe Public Health, Discussion Paper P02-205) Berlin: WZB.

Gerlinger, T. (2006). Gesundheitspolitische Rahmenbedingungen der psychosozialen Betreuung. (Deutsche Gesellschaft für Verhaltenstherapie, VPP 3/2006). Tübingen: DGVT. Verfügbar unter: http://www.dgvt.de/2628.pdf [07.03.07].

Glaeske, G. / Lauterbach, K. / Rürup, B. / Wasem, J. (2001). Weichenstellung für die Zukunft – Elemente einer neuen Gesundheitspolitik. Berlin: Friedrich-Ebert Stiftung.

Noweski, M. (2004). Der unvollendete Korporatismus. Staatliche Steuerungsfähigkeit im ambulanten Sektor des deutschen Gesundheitswesens (Wissenschaftszentrum Berlin für Sozialforschung, Arbeitsgruppe Public Health, Discussion Paper SP I 2004-304). Berlin: WZB. Verfügbar unter: http://skylla.wzberlin.de/pdf/2004/i04-304.pdf [11.03.07].

OECD – Organisation for Economic Co-Operation and Development (2005). OECD Health Data. Paris: OECD.

Rosenbrock, R. (2006). Gesundheitspolitik. In K. Hurrelmann / U. Laaser / O. Razum (Hrsg.), Handbuch Gesundheitswissenschaften (Neuauflage; 1079 1116). Weinheim und München: Juventa.

Rosenbrock, R. / Gerlinger, T. (2006). Gesundheitspolitik. Eine systematische Einführung. 2., vollständig überarbeitete und erweiterte Auflage. Bern: Huber.

Schmacke, N. (2004). Der Staatsmedizin noch einmal entkommen? Steuerung in der gesetzlichen Krankenversicherung nach dem GKV-Modernisierungsgesetz 2003. In G. Elsner / T. Gerlinger / K. Stegmüller (Hrsg.). Markt versus Solidarität. Gesundheitspolitik im deregulierten Kapitalismus (S. 138-149). Hamburg: VSA.

Schmitter, P. (1974). Still the Century of Corporatism? Review of Politics, Vol.36, 85-131.

Schmucker, R. (2003). Europäische Integration und Gesundheitspolitik. (Institut für Medizinische Soziologie, Johann Wolfgang Goethe Universität Frankfurt, Arbeitspapier Nr. 23/2003). Frankfurt a.M.: Universität Frankfurt. Verfügbar unter: http://www.labournet.de/diskussion/wipo/gesund/schmucker.pdf [10.03.07].

Schmucker, R. (2004). Gesundheit als Dienstleistung von allgemeinem Interesse. Perspektiven europäischer Gesundheitspolitik. In G. Elsner / T. Gerlinger / K. Stegmüller (Hrsg.). Markt versus Solidarität. Gesundheitspolitik im deregulierten Kapitalismus (S. 183-194). Hamburg: VSA.

Simon, M. (2004).Krankenhauspolitik – ein historischer Bogen. In G. Elsner / T. Gerlinger / K. Stegmüller (Hrsg.). Markt versus Solidarität. Gesundheitspolitik im deregulierten Kapitalismus (S. 150-162). Hamburg: VSA.

Strodtholz, P. (2005). Das Solidarsystem im Umbau. Entwicklungsbedarf und Gestaltungsoptionen für die Gesundheitspolitik. In B. Badura / K.

Hurrelmann / A. Krämer / U. Laaser, Gesundheitsforschung (S. 1-243). Weinheim und München: Juventa.

Urban, H.-J. (2003). Europäisierung der Gesundheitspolitik? Zur Evolution eines Politikfeldes im europäischen Mehrebenen-System (Wissenschaftszentrum Berlin für Sozialforschung, Arbeitsgruppe Public Health, Discussion Paper). Berlin: WZB. Verfügbar unter: http://skylla.wz-berlin.de/pdf/2003/i03 303.pdf [01.03.07].

Wismar, M. (1998). Europa regiert schon lange heimlich mit. In Gesundheit und Gesellschaft 10/1998, S. 28-35.

Internetquellen

http://bundesrecht.juris.de/sgb_5/index.html [03.04.07].

http://www.bpb.de/popup/popup_lemmata.html?guid=BJI5YQ [30.03.07].

http://www.bpb.de/popup/popup_lemmata.html?guid=ZBYK3U [03.04.07].

http://www.gbe-bund.de/glossar/Risikostrukturausgleich [31.03.07].

http://www.g-drg.de/dokumente/drg_glossar.php?m=15 [05.04.07].

http://www.sidiblume.de/info-rom/europa/egv.htm [08.04.07].